Id $\overset{34}{}$ 374

TRAVAUX

DE

LA MÉDECINE CANTONNALE,

Pendant les années **1848**, **1849** et **1850**, dans le
département de Saône-et-Loire.

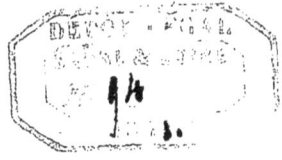

RAPPORT

AU

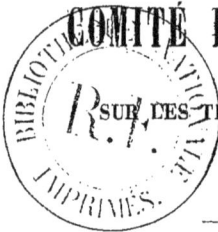

COMITÉ DE SALUBRITÉ PUBLIQUE,

SUR LES TRAVAUX DES MÉDECINS CANTONNAUX PENDANT L'ANNÉE 1848.

MESSIEURS,

Le Compte–Rendu, résumé des travaux des médecins cantonnaux, que vous m'avez chargé de rédiger et de vous présenter tous les ans, sera, au grand regret de votre Secrétaire, beaucoup plus succinct et plus incomplet cette année que les précédentes, les matériaux qui servent de base à sa rédaction devenant de plus en plus rares, par la négligence, je dois le dire avec franchise, qu'un trop grand nombre de nos confrères apportent dans la confection de leurs rapports trimestriels, où la plupart des colonnes d'observations restent en blanc et où souvent l'on ne trouve de rempli que celle destinée à la liste des malades indigents traités à domicile.

Il serait urgent et convenable de leur rappeler qu'il est impossible de tracer un tableau exact et complet de la situation médicale du département, s'ils s'abstiennent de consigner le résultat de leurs investigations dans les colonnes consacrées à chacune de leurs opérations.

Nous espérons qu'à l'avenir ils répareront ces lacunes regrettables, qui rendent la tâche du Secrétaire plus pénible et le rapport général imparfait.

Visite des Malades et Consultations.

Le nombre des malades visités à domicile, pendant l'année 1848, s'élève au chiffre de 2,271, parmi lesquels nous avons constaté 136 décès, nombre peu considérable, si l'on réfléchit que le médecin cantonnal est souvent appelé a traiter des malheureux atteints d'affections chroniques, entretenues et aggravées par la misère où ils sont plongés, par les privations de toute nature, le défaut de vêtements, l'absence de nourriture saine et substantielle, le séjour dans une habitation étroite, mal aérée, mal tenue, et très-souvent par des médications incendiaires qu'ils vont chercher près de quelque empirique de voisinage.

Le chiffre des consultations est d'environ 6,000 et doit être beaucoup plus élevé, car un grand nombre des rapports n'en font aucune mention, malgré nos recommandations réitérées.

Vaccinations.

Les vaccinations, moins nombreuses en 1848 que les années précédentes, n'ont atteint que le chiffre de 7,050, ainsi réparti entre les cinq arrondissements :

Autun.	1,003
Chalon.	1,350
Charolles.	2,330
Louhans.	1,257
Mâcon.	1,110
	7,050

Cette opération a généralement affecté une allure régulière, et a été couronnée d'un plein succès. Cependant, elle a présenté quelque différence dans son développement sur plusieurs points du département. Ainsi, tandis que dans le canton de Marcigny, la vaccine parcourait rapidement ses diverses phases, dans celui de Saint-Marc-de-Vaux, elle procédait lentement, quoiqu'elle fût de bonne nature. A Lugny, la pustule n'apparaissait que le dixième jour et quelquefois le douzième jour de l'inoculation.

M. Carion cite un fait curieux, et que nous avons cru devoir consigner dans notre rapport, sur le retard que peut éprouver l'éclosion du bouton vaccinal. Un enfant âgé de 15 mois fut vacciné par lui le 27 juin 1845. Le résultat fut nul. L'année suivante, à-peu-près à la même époque, trois boutons offrant tous les caractères de la vraie vaccination se développèrent au bras, à la place où les piqûres avaient été pratiquées l'année précédente, et où ils ont laissé les cicatrices gaufrées et pointillées, traces évidentes d'une bonne vaccination.

M. Cosseret, de Digoin, indique un moyen de conserver le fluide-vaccin, procédé qui lui a réussi parfaitement. Il plaça, dans une éponge mouillée et déposée dans un vase à l'abri de la lumière et du contact de l'air, quelques tubes remplis de vaccin. Un de ses confrères, auquel il remit un de ses tubes, a vacciné avec ce fluide ainsi conservé pendant 15 mois, et a parfaitement réussi. Les pustules qui ont succédé aux piqûres offraient une belle apparence, et suivaient une marche régulière dans leur développement.

Épidémies et Endémies.

Les affections qui éclatent sous la forme épidémique ont été beaucoup plus rares dans notre département pendant l'année 1848 que pendant les années précédentes. On doit l'attribuer d'abord aux conditions atmosphériques qui ont été meilleures, puis à la bonne qualité et au prix peu élevé des céréales, qui ont fourni à la classe malheureuse une nourriture plus saine et plus abondante.

Les affections épidémiques ou dominantes, observées par les médecins cantonnaux et décrites dans leurs rapports, sont :

Les maladies thorachiques, telles que l'angine, la grippe (bronchite épidémique), la bronchite simple, la coqueluche, la pneumonie et la pleurésie ;

Les phlegmasies des organes digestifs, telles que diarrhées, dysenteries ;

Les fièvres intermittentes et rémittentes, souvent compliquées de symptômes bilieux ; les fièvres bilieuses, les fièvres typhoïdes, les maladies éruptives, la variole, la varioloïde, la rougeole, la scarlatine, le zona.

Maladies thoraciques : Bronchites, grippe, coqueluche. Elles ont été observées :

A Lugny, pendant le 4.e trimestre, où la coqueluche a été très-fréquente chez les enfants, et s'est compliquée quelquefois de pneumonie ; où la bronchite simple a été souvent accompagnée d'ophtalmie ;

A Verdun, où la bronchite a régné pendant les 1.er et 2.e trimestres, mais sans offrir de gravité ;

A Sennecey-le-Grand, pendant les 1.er, 2.e et 4.e trimestres ;

A Saint-Marc-de-Vaux, pendant les 1.er et 4.e trimestres ;

Au Mont-Saint-Vincent, pendant les 1.er et 2.e trimestres ;

A Gueugnon, où la grippe a été très-meurtrière ;

A Oyé, où la bronchite s'est accompagnée fréquemment d'une toux par quintes, d'une violente oppression, et s'est montrée très-rebelle au traitement ;

A Matour, où la coqueluche a été très-fréquente, mais bénigne, pendant le 2.e trimestre ; elle a continué, pendant les deux premiers mois du 3.e trimestre, avec le même caractère de bénignité ;

A Verdun, où la bronchite a régné pendant les 1.er, 2.e et 4.e trimestres ;

A Rully, où, pendant le 3.e trimestre, la coqueluche a frappé beaucoup d'enfants, mais sans être meurtrière ; son caractère était plutôt nerveux qu'inflammatoire ;

A Joncy, où la grippe a sévi pendant le 4.e trimestre ;

A Digoin, pendant les 1.er, 2.e et 3.e trimestres ;

A Autun et dans l'arrondissement, pendant le 4.e trimestre, où les bronchites se sont montrées très-tenaces, sans cependant entraîner la mort; la grippe surtout a sévi pendant les deux premiers mois de ce trimestre;

A Issy-l'Évêque, où la grippe a débuté pendant la première quinzaine de janvier, et a continué pendant tout le mois de février. Les premiers cas ont été fort graves. La mort arrivait au bout de 12 à 15 heures, par suite de complication de symptômes cérébraux; mais, insensiblement, la maladie se dessina plus franche et plus régulière, et la guérison put alors être obtenue au bout de 12 à 15 jours.

Dans le canton de Montret, la grippe a éclaté au mois de janvier, a continué, pendant le mois de février, dans presque toutes les communes de cette circonscription, où elle a causé beaucoup de décès, surtout à Saint-Étienne, à Saint-Vincent, à Montret et à Simard. Puis, la coqueluche a succédé à la grippe pendant les 3.e et 4.e trimestres, où les cas ont été nombreux, mais sans gravité.

Pneumonies et pleurésies. Elles se sont montrées :

A Matour, pendant le 2.e trimestre, la pneumonie, franche et sans complication au commencement, s'est compliquée, vers la fin, de quelques symptômes ataxiques.

A Verdun, la pneumonie a régné pendant les 1.er et 2.e trimestres, mais sans gravité.

A Saint-Germain-du-Plain, les péripneumonies ont été nombreuses en février et mars, et pendant les 2.e et 3.e trimestres.

A Sennecey-le-Grand, les pneumonies et pleurésies ont été observées pendant le 1.er trimestre;

Dans le canton de Givry, pendant les 1.er et 2.e trimestres.

A Chagny, la pneumonie a souvent compliqué la grippe, et a été souvent fatale aux vieillards.;

Au Mont-St.-Vincent, où la pneumonie a été tantôt bilieuse, tantôt franchement inflammatoire.

Les pneumonies et les pleurésies ont été très-nombreuses dans l'arrondissement d'Autun, en janvier, et souvent mortelles parmi la classe malheureuse; elles ont été de nouveau très-fréquentes vers la fin du 4.e trimestre, mais moins meurtrières que l'année dernière.

Elles se sont montrées à Issy-l'Évêque, surtout chez les personnes âgées, quelquefois simultanément avec la grippe, quelquefois consécutivement à cette affection.

A Gueugnon, la pneumonie a été très-meurtrière pendant les 1.er et 4.e trimestres.

A Saint-Christophe-en-Brionnais, les pneumonies figurent pour près de moitié sur le tableau des maladies régnantes; 2 malades y ont succombé. Elles y ont reparu pendant les 3.e et 4.e trimestres, en même temps que la pleurésie.

Les pneumonies et pleurésies ont régné à Oyé pendant le 1.ᵉʳ trimestre, à Marcigny pendant le 2.ᵉ, à Digoin pendant le 4.ᵉ; la pneumonie s'est presque toujours compliquée d'inflammation des voies digestives, tandis que, à la fin du 2.ᵉ, elle revêtait le cachet adynamique.

A Montceaux-l'Étoile, la pleurésie a éclaté pendant le 1.ᵉʳ trimestre.

A Génelard, la pneumonie s'est montrée pendant le 2.ᵉ trimestre, mais sans gravité.

A Cuisery, les affections aiguës de la poitrine ont été nombreuses pendant les 15 premiers jours du 1.ᵉʳ trimestre, ainsi qu'à Savigny-en-Revermont pendant le 4.ᵉ trimestre.

Le croup a été signalé à Matour, où il a été, pendant le 3.ᵉ trimestre, très-fréquent chez les sujets de 3 à 6 ans, et en a emporté plus d'un tiers; à Sennecey-le-Grand, 2 cas de croup, dont 1 mortel, ont été recueillis par M. Flochon.

Phlegmasies des voies digestives. Elles ont régné à Lugny, pendant le troisième trimestre, sous forme de gastro-entérite, quelquefois avec le caractère bilieux ;

A Cluny, où on a observé quelques dysentéries peu graves ;

A Matour, où les diarrhées ont été très-nombreuses, au commencement du troisième trimestre ;

A Sennecey-le-Grand, où, dans le mois d'octobre, beaucoup d'enfants ont été atteints d'entérite aiguë ;

A St.-Marc-de-Vaux, où les gastrites et gastro-entérites ont été nombreuses pendant le troisième trimestre ;

A Joncy, où de nombreux cas de dysenterie ont éclaté en octobre, quelques-uns avec un caractère fort grave ; cependant, sur 40 personnes environ qui en ont été atteintes, on n'a eu à déplorer que six morts.

A Semur-en-Brionnais, la dyssenterie a sévi dans un hameau de cette commune, sans en dépasser les limites et sans qu'aucune cause évidente pût expliquer son apparition. Sur quinze à vingt personnes gravement malades, on n'a eu à regretter que la mort de deux enfants en bas âge, chez lesquels le traitement a été impossible. Cette affection s'est montrée tantôt inflammatoire, tantôt adynamique, quelquefois bilieuse. L'opium est le médicament qui a donné les meilleurs résultats.

A Varennes-l'Arconce, la dysenterie a fait des ravages pendant le quatrième trimestre : sur dix malades, quatre ont succombé et un cinquième a été consécutivement atteint d'hydropisie. Tous ces malades appartenaient à la même maison.

Dans le canton de Marcigny, elle a envahi plusieurs communes pendant le troisième trimestre.

Fièvres intermittentes et rémittentes. Les fièvres intermittentes ont été très-fréquentes à Matour, pendant le troisième trimestre, presque toutes quotidiennes ou tierces, avec récidives;

A Marcigny et dans les environs, pendant le troisième trimestre;

A Verdun, sous le type tierce et avec rechute chez le plus grand nombre des malades;

A St.-Germain-du-Plain, pendant les troisième et quatrième trimestres, avec le type tierce et quelquefois avec congestion cérébrale, et très-rebelle à l'action des anti-périodiques; quelques-unes ont présenté la forme bilieuse;

A Sennecey-le-Grand, en janvier et pendant le troisième trimestre;

A St.-Marc-de-Vaux, dans les deuxième, troisième et quatrième trimestres, sous le type rémittent, intermittent, ordinaire, pendant le troisième trimestre, et sous les types tierce et quarte pendant le quatrième;

A Chagny;

Au Mont-St.-Vincent, pendant les troisième et quatrième trimestres, où elles se sont montrées tenaces et accompagnées de récidives fréquentes et quelquefois de symptômes typhoïdes;

A Gueugnon;

A Semur-en-Brionnais, pendant les trois derniers trimestres;

A Digoin, où elles ont régné pendant le troisième trimestre;

A Autun, pendant le deuxième trimestre, avec un caractère bénin;

Dans le canton de Montret, en août et septembre, mais en moins grand nombre et avec moins de gravité que les années précédentes : elles affectaient, à cette époque, ordinairement les types quotidien et quarte, très-rarement le type tierce, tandis qu'elles revêtaient surtout le type tierce en octobre et en novembre;

A Genelard, où elles ont été moins nombreuses que les années précédentes;

A St.-Didier, avec le caractère bilieux;

A Cuisery, sous le type tierce, pendant le troisième trimestre;

A Savigny-en-Revermont, sous le type tierce et double-tierce, dans le troisième trimestre; sous tous les types, pendant le quatrième.

Fièvres typhoïdes. Elles ont été signalées :

A Lugny, en juin et juillet, elles ont causé quelques décès : une jeune femme, sa mère âgée et trois enfants y ont succombé;

A St.-Germain-du-Plain, en janvier et février;

A Sennecey-le-Grand, pendant le premier trimestre, où elles ont éclaté avec violence et sous la forme muqueuse; pendant le troisième trimestre, elles ont été peu meurtrières;

A St.-Marc-de-Vaux, où, sur dix cas, on n'a compté qu'un seul mort ;

Dans le canton de Semur–en–Brionnais, elles ont été très-nombreuses pendant l'automne, à Semur et à Mailly, où elles affectaient la forme inflammatoire ; à Mailly, ce fut une espèce d'épidémie, qui sévit surtout sur une pauvre famille dont elle atteignit cinq membres : les deux premiers succombèrent, et les autres ne durent leur salut qu'à leur transfert dans un hospice voisin.

A Marcigny et à Montceaux–l'Etoile, il y a eu quelques fièvres typhoïdes ;

A Issy, elles se sont montrées en grand nombre, avec un caractère de gravité très-grand, le plus souvent sous la forme muqueuse, quelquefois bilieuse, quelquefois adynamique ;

A St.-Didier, en avril et en mai, avec terminaison heureuse.

Maladies éruptives. Variole et varioloïde. — Les cas de variole ont été très-fréquents dans le canton de Tramayes, pendant le premier trimestre. Quelques récidives ont eu lieu chez des personnes déjà vaccinées ; mais M. Segaud croit qu'elles n'avaient eu qu'un faux vaccin. A la suite de cette éruption, une petite fille a été atteinte d'une taie à la cornée ; une femme de 23 ans a été défigurée.

La varioloïde a régné à Romenay pendant le troisième trimestre, et a frappé surtout les enfants au-dessus de 7 ans ; ceux en bas âge ont été épargnés. La variole y a atteint aussi quelques personnes adultes, chez lesquelles elle s'est montrée bénigne.

Dans la commune de Varennes, canton de Semur, on a recueilli cinq cas de variole, sur des personnes de 30 à 40 ans. Trois frères habitant la même maison en ont été successivement atteints : d'abord le plus âgé, puis le second, et ensuite le troisième. Tous trois avaient été vaccinés. Chez l'aîné, l'éruption a laissé quelques traces ; chez les deux autres, elle a été moins grave et n'a point laissé de vestiges. Deux ouvriers qui travaillaient dans leur maison ont été atteints après eux : l'un d'eux a été couvert d'une éruption très-confluente, et y a succombé pendant la période de suppuration ; il assura à M. Berland, qui le soignait, avoir été vacciné avec succès. L'autre ouvrier, qui ne l'avait pas été, a guéri, quoique l'éruption eût été assez abondante.

La variole a envahi encore Montceaux–l'Etoile, la commune de Roussillon, canton de Lucenay, pendant les premier et deuxième trimestres ;

Issy–l'Evêque, pendant le mois de décembre, et y a fait quelques victimes ;

Frangy, où la variole a frappé des personnes âgées de 30, 40 et 50 ans, non vaccinées, à la vérité, et où la varioloïde a succédé à la rougeole pendant le quatrième trimestre.

Rougeole, scarlatine, zona. La rougeole a régné à Cluny et dans les environs, pendant le deuxième trimestre : sa marche a été franche, régulière, suivie quelquefois de bronchite grave, avec toux férine, inflammation aiguë et catarrhale des conjonctives ; cependant elle a été bénigne en général ;

Dans le canton de Saint-Germain-du-Plain, pendant les deuxième et troisième trimestres, mais sans caractère grave ;

Dans trois communes du canton de Givry, en mars, avril et mai ; à Jambles, où M. Febvre en a recueilli 65 cas chez des enfants, depuis l'âge le plus tendre jusqu'à l'âge de 15 ans ; à Barizey, 32 cas, et à Saint-Denis, 45. L'éruption a été, en général, très-bénigne.

Dans l'arrondissement d'Autun, la rougeole a été peu grave, mais elle a entraîné à sa suite des affections pulmonaires chez quelques enfants qu'on avait exposés imprudemment à l'intempérie de la saison. Pendant le deuxième trimestre, elle a frappé un grand nombre d'adultes, et a continué à se montrer pendant le cours du troisième trimestre, mais moins fréquemment.

Dans l'arrondissement de Louhans, on a observé des cas nombreux de rougeole, compliqués d'affections pulmonaires catarrhales, mais suivis le plus ordinairement de guérison.

A Frangy et dans toutes les communes du canton, pendant le quatrième trimestre.

A Montret, cas nombreux de rougeole, mais sans gravité, en novembre et décembre.

La scarlatine a régné à Autun, pendant le troisième trimestre.

Un grand nombre de zona ont été observés par M. Vermont, dans le canton du Mont-St.-Vincent.

Hygiène publique.

L'hygiène publique a fait de notables progrès et est en voie d'amélioration sur beaucoup de points de notre département. Les rapports des médecins cantonnaux s'accordent en général à constater cet heureux résultat, dû, en grande partie, à leurs efforts persévérants et à leurs réclamations incessantes contre les abus qui compromettaient la santé publique.

Ainsi cette amélioration nous est signalée notamment dans le canton de Chagny, où, par le soin des autorités, des mares d'eaux ont disparu en grand nombre, où les logements sont mieux construits et la manière de vivre généralement mieux comprise par les habitants.

Il en est de même dans le canton du Mont-Saint-Vincent et dans l'arrondissement d'Autun, excepté la commune d'Antully, qui est restée en arrière.

Mais il reste encore beaucoup à faire pour améliorer les conditions sanitaires de certaines localités, et nous allons vous les signaler, d'après les plaintes que nous adressent à ce sujet les praticiens chargés de surveiller les infractions à l'hygiène publique.

Ainsi, à Lugny, un boucher dépose et enfouit dans le fumier d'une écurie attenante à une maison habitée, et qui n'est séparée d'un rez-de-chaussée que par une cloison en planches, le sang et les débris des animaux qu'il abat. La décomposition putride s'emparant rapidement de ces matières animales, les miasmes délétères qui s'en exhalent sont non-seulement nuisibles aux locataires de cette maison, mais encore à tout le voisinage. M. le Maire a pris, il est vrai, un arrêté pour faire disparaître cet abus; mais réussira-t-il?

À St.-Christophe-en-Brionnais, l'hygiène publique est très-négligée, ainsi qu'à Joncy.

À Digoin, l'inondation d'octobre 1846, en détruisant la vaste place de la Grève, a laissé des travaux considérables à exécuter; ils le sont en grande partie par les différentes administrations. Mais la ville de Digoin, dont les ressources sont très-bornées, n'a pu que réparer en très-petite partie l'espace qu'elle avait acheté pour un champ de foire, et qui n'offre plus aujourd'hui qu'un vaste amas d'eaux croupissantes. Le vent du sud-ouest, qui domine dans notre pays, chasse, en été et en automne, les miasmes qui s'échappent de ce foyer d'infection; et de là l'explication de la ténacité des fièvres de cette époque. Il est donc urgent pour la santé publique que la haute administration vienne en aide à la municipalité d'une manière plus efficace, pour faire disparaître les dernières traces du fléau de 1846.

À Genelard, l'hygiène s'est peu améliorée.

À Autun, le four à chaux situé entre les faubourgs d'Arroux et de St.-Andoche, dont les inconvénients ont déjà été signalés à plusieurs reprises dans les rapports trimestriels, continue d'incommoder, par une épaisse fumée, les habitations du voisinage.

Dans l'arrondissement de Louhans, les logements sont toujours mal aérés et humides le plus souvent.

Parmi les cimetières qui demandent l'application urgente des lois sur leurs dispositions, on nous cite celui de Varennes, situé au centre du village et trop peu étendu pour la population de cette commune; celui de La Motte-Saint-Jean, placé au milieu du hameau dit du *Château*, dont les murs écroulés laissent suinter des liquides infects.

Les cimetières de St.-Vallier, de St.-Romain-sous-Gourdon, de St.-Eusèbe et de Marigny offrent les mêmes vices d'emplacement.

Visite des Écoles.

Quoique l'inspection médicale, depuis l'institution de la médecine cantonnale, ait produit d'année en année de notables améliorations dans l'état sanitaire des écoles, cependant nous avons encore à signaler un certain nombre de ces établissements qui ne réunissent pas les conditions de salubrité que réclame l'hygiène.

Ainsi, l'école de Saint-Marcel est trop peu spacieuse;

Celle de La Charmée est trop étroite et son plafond trop bas;

Celles de St.-Bonnet-de-Cray et de Ligny laissent beaucoup à désirer sous le rapport de la propreté; les enfants qui les fréquentent ont le visage, les mains, les pieds, dans un état de malpropreté dégoûtante; ils arrivent à l'école avec les cheveux en désordre et souvent la tête infectée de vermine, qu'ils distribuent à leurs voisins.

L'école de Montceaux-l'Étoile,

Toutes les écoles du canton de Genelard sont, à l'exception de celle du chef-lieu, mal distribuées et mal aérées.

Celles de Curgy et d'Auxy sont tellement défectueuses sous tous les rapports, qu'elles réclament un prompt changement.

A Issy-l'Évêque, l'école a son escalier composé d'une dizaine de marches, privé de garde-fou, ce qui expose les enfants à des chutes fréquentes, qui peuvent être dangereuses.

Les écoles de l'arrondissement de Louhans sont en général trop étroites.

Celle de La Genête est basse, mal-saine et mal aérée. Il existe une vaste salle au premier étage, servant de logement à l'instituteur, et qu'on pourrait convertir en école.

Enfin, l'école de Simandre est trop resserrée pour le nombre d'élèves qui la fréquentent, et qui s'élève quelquefois jusqu'à 140.

Police médicale.

Si le charlatanisme nomade a presque entièrement disparu de notre département, le charlatanisme sédentaire continue l'exercice illégal de la médecine dans un assez grand nombre de localités et entr'autres:

A St.-Marc-de-Vaux, où il s'étale en plein jour et où il est toléré par l'autorité du lieu;

Dans le canton de Semur-en-Brionnnais, où les religieuses administrent à tort et à travers des médicaments de toute espèce et où une sage-femme, habitant Fleury-la-Montagne, saigne, purge, médicamente à tout propos, publiquement et depuis long-temps.

Les maires, fait observer M. Bouchacourt, sont impuissants pour faire cesser ces abus, et il faudrait que l'autorité supérieure prît des renseignements à cet égard vers les juges de paix, et chargeât ces fonctionnaires de surveiller et de réprimer au besoin ces infractions à la loi.

A Marcigny, même plainte sur les guérisseurs sédentaires qui ne sont soumis à aucune répression.

Dans le canton de Montceaux-l'Etoile, surtout à Auxy et à Vindecy, tout s'en mêle: desservant, religieuses, rebouteurs, sorciers exercent la médecine et la pharmacie.

Dans le canton de Genelard, la femme Beugnon, déjà signalée plusieurs fois, est la seule qui pratique ostensiblement la médecine.

RAPPORT

AU COMITÉ DE SALUBRITÉ PUBLIQUE,

SUR LES TRAVAUX DES MÉDECINS CANTONNAUX PENDANT L'ANNÉE 1849.

Visites et consultations.

Le nombre des malades traités à domicile en 1849 s'élève au chiffre de 3,051 ; la plupart d'entr'eux ont exigé plusieurs visites, et quelques-uns, atteints de maladies graves, n'ont eu qu'à se louer de l'assiduité du médecin cantonnal chargé de les soigner et qui n'a pas craint de se multiplier autour d'eux, surtout dans les localités frappées par des épidémies meurtrières. Le chiffre des décès s'est élevé à 176.

Il nous est impossible de fixer le nombre des consultations, la plupart de nos confrères ne faisant nulle mention de cette partie du service médical.

Vaccinations.

Le total des vaccinations s'élève au chiffre de 10,757.

Les médecins qui se sont le plus distingués par leur zèle à propager les bienfaits de cette précieuse découverte, sont :

MM. Perrachon, qui compte 488 vaccinations.
Lambert 419
Charton. 409
Dureuil. 400
Caucal 390
Sordet 385

En général, cette opération a suivi une marche régulière et satisfaisante.

Cependant, à Marcigny, l'abaissement de la température a rendu l'éruption vaccinale très-lente ; la venue des chaleurs a fini par l'accélérer.

M. Merle, de Bourbon-Lancy, n'a réussi dans ses vaccinations qu'avec le vaccin venant de l'Académie de Médecine de Paris. Celui qui provenait de Lyon ou des autres villes voisines n'a pas réussi.

M. Stompff, de Chauffailles, n'a point obtenu de succès dans cette opération répétée jusqu'à 3 fois, soit de bras à bras, soit avec le virus envoyé de Lyon. Il attribue cet insuccès aux grandes chaleurs.

M. Lambert, de Bourbon-Lancy, a revacciné beaucoup de sujets dont les deux-tiers, au moins, ont présenté l'éruption vaccinale.

Epidémies et maladies dominantes.

Affections des voies aériennes. Bronchites, pneumonies, pleurésies.

La pneumonie a dominé pendant le quatrième trimestre à Cluny et dans les environs, mais sous forme bénigne.

Dans le canton de Matour, elle s'est montrée très-fréquemment et souvent escortée de symptômes ataxiques. Le musc a été employé avec beaucoup de succès pour combattre cette variété. Au commencement du deuxième trimestre, la pneumonie et la pleurésie ont été très-nombreuses, mais en général sans complication fâcheuse. Au troisième, la pneumonie s'est accompagnée d'angine, sans être meurtrière.

A Marcigny, la pleuropneumonie a dominé pendant le premier et le deuxième trimestres ;

Dans le canton de Genelard, à Palinges, St.-Aubin, Bragny, Oudry et surtout St.-Vincent, compliquée souvent d'accidents typhoïques graves.

Dans celui de St.-Christophe-en-Brionnais et de Digoin, les affections thoraciques ont souvent été observées pendant le premier trimestre.

A Joncy, de nombreuses pneumonies ont éclaté en janvier et février, d'abord franchement inflammatoires, puis sous forme bilieuse.

Les bronchites et pneumonies ont sévi dans les cantons d'Autun, de St.-Didier-sur-Arroux, de Couches.

Les affections de poitrine ont prédominé en janvier, février et mars, dans l'arrondissement de Loubans.

La coqueluche s'est déclarée pendant le quatrième trimestre à St.-Germain-du-Bois, et à Joncy pendant le troisième, mais mais sous forme très-bénigne.

Le croup a régné pendant le premier trimestre dans le canton de Tramayes, où M. Sigaud en a constaté un grand nombre de cas ; mais le médecin est rarement appelé dans ce cas, par suite du préjugé qui règne parmi les habitants des campagnes persuadés que les secours de l'art sont inutiles aux enfants; aussi la mortalité a-t-elle été considérable.

Affections des voies digestives. Gastrites, gastro-entérites et entérites.

Dans le canton de Tramayes, en juillet et en août, presque tous les enfants ont été atteints d'une véritable cholérine se manifestant par de la diarrhée et des vomissements, et qui a causé un grand nombre de décès.

Les diarrhées et dysenteries ont sévi en octobre et novembre, dans le canton de Cluny.

Les diarrhées ont été également observées en grand nombre dans le canton de Matour, à la fin du deuxième et pendant le troisième trimestre. A St.-Gengoux et dans les environs, diarrhées subites et violentes s'accompagnant fréquemment de vomissements bilieux, en octobre et en novembre. Quelques personnes même ont eu des selles blanchâtres caractéristiques avec crampes, et ont paru subir l'influence cholérique. Cependant la mortalité a été nulle.

La dysenterie a envahi Palinges pendant le troisième trimestre, vers le mois de septembre, où M. Beraud en a recueilli 60 à 80 cas. Le voisinage des étangs est une des causes auxquelles notre confrère attribue cette affection épidémique, qui frappait ordinairement toutes les personnes de la maison où elle avait pénétré. Il y a eu 5 à 6 décès.

A Oyé, pendant le mois d'août, ont éclaté un grand nombre de cholérines dont le caractère présentait peu de gravité et dont la durée était de 5 à 6 jours.

M. Cosseret en a observé également beaucoup de cas à Digoin, à la fin du deuxième et pendant le troisième trimestre. Quoique cette maladie ait présenté peu de gravité, cependant la convalescence a été longue. Dans le même canton, la dysenterie a fait quelques victimes parmi les enfants, à la même époque.

Dans le canton de Joncy, au troisième trimestre, on a recueilli un grand nombre de diarrhées et de dysenteries; mais aucune n'a présenté d'analogie avec le choléra.

Une dysenterie très-grave a frappé le canton de Montceaux-l'Etoile et s'est accompagnée de crampes très-douloureuses, de vomissements et d'autres symptômes qui lui donnaient quelque analogie avec la cholérine; elle a régné pendant le premier trimestre.

Elle a dominé également à Bourbon-Lancy, Chalmoux, St.-Aubin, Gilly et Maltat, où elle a enlevé un huitième des personnes atteintes, sans offrir cependant de caractère cholérique.

A Perrecy-les-Forges, M. Petillot a rencontré quelques diarrhées bilieuses qu'il attribue à l'usage des fruits verts et des eaux de mauvaises nature.

L'entérite cholériforme a régné dans l'arrondissement d'Autun, et une dysenterie peu grave a frappé un assez grand nombre d'enfants de Montcenis; elle s'est accompagnée de vomissements et de coliques.

Dans l'arrondissement de Louhans, la dysenterie a frappé

un grand nombre de personnes pendant le troisième trimestre et s'est souvent accompagnée de symptômes typhoïdes ; il n'était pas rare de rencontrer, dans une famille composée de 7 à 8 personnes, 6 malades atteints de cette affection. La dysenterie a fait beaucoup de ravages dans les communes rurales, surtout parmi les enfants et les vieillards.

M. Gaspard a recueilli, dans le mois d'octobre, deux observations sur des malades atteints d'évacuations alvines répétées de quart-d'heure en quart-d'heure, qui avaient la plus grande ressemblance avec celles qu'on observe dans le choléra. Cependant ce n'était point le véritable fléau asiatique, puisqu'il n'y eut ni froid glacial, ni cyanose ; mais elles étaient certainement causées par l'influence de l'épidémie qui régnait à cette époque dans les environs de Chalon.

Plusieurs cas d'affection semblable ont été observés par M. Py, de Cuisery, qui a rédigé et nous a adressé deux bulletins contenant tous les détails qui s'y rattachent, et dont nous rendrons compte dans le travail supplémentaire que nous préparons.

Une épidémie de même nature a éclaté à Bouzeron, dans l'arrondissement de Chalon-sur-Saône : M. Perrault, médecin à Rully, s'est empressé d'en avertir l'autorité, et une commission de médecins de Chalon s'est réunie et s'est transportée sur les lieux pour y étudier l'espèce et la marche de cette maladie. Le rapport qu'elle nous a adressé sera également analysé par nous et inséré dans le rapport annexe que nous annonçons.

Fièvres.

Fièvres intermittentes et rémittentes. Elles ont régné au commencement du quatrième trimestre, dans les environs de Matour, sous le type tierce pour la plupart, et presque toutes étaient compliquées de l'état bilieux ; il y a eu peu de récidives ;

A Digoin, pendant le cours du troisième trimestre, et quelques-unes se sont montrées rebelles aux préparations de quina ; elles ont atteint une grande partie de la population et ont revêtu surtout le type tierce ;

A Genelard, pendant le troisième trimestre, où elles ont résisté souvent à la quinine, quoique employée à des doses énormes.

A Oyé, en octobre ; elles n'ont rien eu de grave ni de remarquable ;

A St.-Christophe, aux deuxième, troisième et quatrième trimestres, peu graves, mais se prolongeant par le peu de docilité des malades aux prescriptions et aux règles de l'hygiène, et cédant plutôt au vin de quinquina et aux ferrugineux qu'aux sels de quinine ;

A Joncy, au deuxième trimestre, mais sans aucune gravité ;

A Montceaux-l'Etoile, le deuxième trimestre a fourni beaucoup plus de fièvres intermittentes que les années antérieures ; elles ont reparu au troisième avec la forme bilieuse, et au quatrième avec un caractère très-bénin ;

A Autun et dans l'arrondissement, où elles se sont compliquées d'embarras bilieux et ont présenté assez souvent la forme muqueuse ;

A Montcenis, avec les mêmes phénomènes, pendant le troisième trimestre.

A St.-Forgeot, la moitié de la population a été atteinte de fièvres intermittentes bilieuses, que M. Carion a combattues avec avantage, d'abord par la méthode évacuante, puis par les anti-périodiques. Quelques-unes de ces fièvres se sont compliquées d'ictère et d'érysipèle à la face.

Dans l'arrondissement de Louhans, sous les types tierce et quarte ; dans celui de Montret, sous le type continu-rémittent, avec complication bilieuse.

Fièvres typhoïdes. La fièvre typhoïde s'est déclarée à Vinzelles, où l'on en a compté une vingtaine de cas et où la mortalité a été assez grande ; pendant le premier trimestre, à Azé et à Saint-Gengoux-de-Scissé, canton de Lugny, mais avec moins de fréquence et d'intensité que pendant le deuxième trimestre, où elle a envahi surtout Bassy, hameau de Saint-Gengoux-de-Scissé, et emporté notamment, en quinze jours, le frère et la sœur, âgés de 22 à 27 ans, habitant la même maison, et qui sont morts après avoir présenté les symptômes les plus graves.

Dans le canton de Tramayes, elle a été très-meurtrière.

Dans celui de Cluny, quelques fièvres typhoïdes se sont montrées de temps en temps, pendant le premier trimestre ; elles ont reparu en décembre, avec des symptômes alarmants au début.

A Marcigny, la fièvre typhoïde avec caractère grave a paru pendant le quatrième trimestre.

Elle a dominé dans le canton de Gueugnon, pendant les premier et deuxième trimestres ; dans celui de Genelard, où elle compliquait la pneumonie et où elle revêtait des formes inquiétantes.

A St.-Christophe-en-Brionnais, quelques fièvres typhoïdes, causées par une mauvaise alimentation et la réunion en masse dans de petits appartements, ont paru dans une seule maison située à Vauban.

Elles ont reparu, pendant le quatrième trimestre, à Saint-Christophe et à Ligny, et ont eu pour cause, comme à Vauban, la constitution médicale du lieu d'habitation : dans la première de ces deux communes, le père et le fils, dans la seconde, quatre personnes, trois enfants et la mère, ont été successivement atteintes d'une manière très-alarmante. Chez ces six malades, les purgatifs, puis les toniques ont eu d'heureux effets.

Dans le canton de Joncy, la fièvre typhoïde, affectant quelquefois la forme muqueuse, a dominé d'une manière remarquable, et s'est souvent accompagnée de diarrhées abondantes et rebelles qui ont amené l'épuisement et la mort.

On l'a encore observée, sous forme muqueuse et compliquée de diphtérite, dans l'arrondissement d'Autun, et sous forme muqueuse et bilieuse, dans le canton de Saint-Didier-sur-Arroux.

La fièvre typhoïde a régné, pendant le quatrième trimestre, à St.-Germain-du-Bois, et dans le canton de Montret, où elle a revêtu la forme adynamique et a affecté le plus souvent plusieurs individus dans la même maison. Cependant les fièvres graves n'ont guère été funestes, quand elles ont été traitées avec soin et avec une certaine énergie.

Maladies éruptives. Variole et varioloïde. — La variole a envahi le canton de Cluny, pendant le premier trimestre, et s'est répandue dans les campagnes, et parmi la garnison occupant temporairement le pays. Une cantinière d'un régiment, âgée de 28 ans et vaccinée, a succombé à cette éruption confluente, par suite de résorption purulente. M. Charton n'a pas observé un seul cas de variole légitime chez les sujets vaccinés; cependant M. Simyan en cite plusieurs accompagnés d'accidents graves, chez des personnes adultes vaccinées, et notamment celui qu'il a recueilli chez cette cantinière qui a été emportée par cette affection. La terminaison de cet exanthème a été funeste dans plusieurs communes, à Flagy, Massilly, Saint-André, Donzy-le-National. Aussi les parents, éclairés par cette cruelle expérience, réclament aujourd'hui la vaccination et ne sont plus récalcitrants comme autrefois.

La variole et surtout la varioloïde ont sévi pendant le premier trimestre dans le canton de Romenay.

Elle a été la maladie dominante, et a régné pendant huit mois à St.-Gengoux et dans les environs, légère et sous forme de varioloïde chez les sujets vaccinés, confluente chez les personnes non vaccinées.

Elle a frappé, au commencement de l'hiver, le canton de Marcigny; quelques cas ont été mortels. Cette épidémie prend ordinairement sa source sur la rive gauche de la Loire, dans la commune d'Avrilly (Allier), aux confins de Saône-et-Loire, et se propage dans tout le voisinage. Il paraît qu'on ne vaccine pas régulièrement dans cette commune. Les symptômes étaient: fièvre vive, douleurs lombaires, céphalalgie, vomissements; chez les enfants, convulsions cessant après l'éruption. Discrète au début et peu grave, elle s'aggrava en devenant plus fréquente, pour décroître ensuite et offrir vers la fin les variétés de l'éruption primitive. Ainsi on vit, à tout âge et sur les deux sexes, la varioloïde et la varicelle isolées, et quelquefois, sur le même individu, ces deux variétés unies à l'affection mère. Un tiers de cas environ offrit la confluence. Dans le canton, le nombre des variolés fut de 44, dont 16 enfants et 28 adultes ; 20 du sexe masculin, 28 du féminin : 12 n'avaient pas été vaccinés ; 10 n'ont eu que la varioloïde ou la varicelle ; 4 ont succombé, 2 sont restés légèrement défigurés.

Le traitement a varié selon les indications. Aux congestions sanguines, on a opposé les antiphlogistiques ; à l'état saburral, les boissons émétisées, tempérantes ; aux désordres nerveux, les antispasmodiques ; à l'adynamie, les préparations de quina. En général, la diète, le régime sévère, les délayants, l'air pur, les soins de propreté, ont fait la base du traitement.

Cet exanthème a atteint un grand nombre de personnes, autour de Palinges pendant le premier trimestre, mais sous forme bénigne; elle a continué sa marche pendant le deuxième, et s'est montrée fréquemment à Martigny, Saint–Bonnet–de–Vieille–Vigne et Genelard, surtout chez les sujets adultes non vaccinés.

On l'a observée à Bourbon–Lancy, Mont et Maltat, pendant le deuxième trimestre ;

Dans le canton de Couches, à Couches, St.–Maurice, Saint–Sernin–du–Plain, où M. Bertrand en a recueilli 40 cas, dont souvent 4 ou 5 dans la même maison. Il y a eu quelques décès causés, la plupart du temps, par la négligence des parents qui n'appellent pas le médecin dans cette circonstance.

Dans le canton d'Issy–l'Evêque, elle a parcouru les campagnes pendant l'hiver de 1848 à 1849 : presque tous les vaccinés depuis trois ou quatre mois ont subi la varioloïde. La variole a souvent revêtu la forme pourprée; ces cas étaient mortels. La pneumonie a souvent compliqué cette éruption. Un enfant bien vacciné, et dont le vaccin avait été inoculé avec succès à d'autres enfants, est mort de la petite–vérole, au quatorzième jour de l'invasion. Une femme de 35 ans, vaccinée, soigne son mari atteint d'une variole pétéchiale, prend elle–même la maladie et y succombe. Elle a fait de nombreuses victimes à Issy–l'Evêque.

La variole a envahi les communes de l'arrondissement de Louhans, entre autres Sornay, Branges et la Chapelle–Naude, où elle a causé quelques décès.

Rougeole. Cette affection éruptive, qui avait, dans le canton de Cluny, commencé à se montrer vers la fin de 1848, a continué sa marche progressive avec une intensité toujours croissante. Les malades étaient soignés simplement avec quelques infusions de bourrache chaudes, et tenus à la diète et au lit pendant huit jours. Au moyen de ces précautions, tout se passait bien; mais le caractère de bénignité, observé au début de l'épidémie, a fait place à une violence alarmante. Toutefois, les terminaisons n'ont pas cessé d'être heureuses, à quelques rares exceptions près. Seulement, la marche de l'affection était obscure d'abord, irrégulière, puis très-orageuse. Les ophtalmies surtout revêtaient un caractère de gravité qui a réclamé parfois des indications pressantes et énergiques. Cette épidémie a disparu, après une durée de six mois et demi.

Elle a frappé beaucoup d'enfants de Palinges; mais, en général, elle n'a point présenté de gravité.

Quelques rougeoles isolées et bénignes se sont montrées dans le canton de Semur, concurremment avec la scarlatine. Quelques enfants sont morts cependant, mais par la négligence des parents et l'incurie des règles de l'hygiène.

La rougeole a régné épidémiquement, dans le 1.er trimestre, à Montret, mais sans être meurtrière et sans aucunes suites fâcheuses.

La rougeole a encore été observée à Antully, arrondissement d'Autun. Les convalescences ont été longues, par suite des variations atmosphériques qui ont régné à cette époque.

A Saint-Didier, elle a été bénigne.

Scarlatine. Elle a régné, sous forme d'épidémie légère, à Semur-en-Brionnais;

A Montceaux-l'Étoile et à Anzy, où elle s'est montrée, pendant le 1.er trimestre, avec complication d'angine couenneuse et très-souvent d'abcès consécutifs, et pendant le 2.e, mais sous une forme moins intense et moins épidémique. Montceaux a perdu trois malades de cette affection : un enfant âgé de 8 ans, une femme veuve de 19 ans, qui a succombé en 24 heures, et une fille de 8 à 9 ans;

A Antully, comme nous l'avons dit plus haut, simultanément avec la rougeole et avec symptômes graves;

Et dans le canton de Couches.

Urticaire. M. Charton en a observé un assez grand nombre à Cluny; elle ne durait que quelques heures et s'accompagnait d'un sentiment de prurit insupportable. Il l'attribue à l'usage immodéré des fraises de la part des personnes qui en ont été atteintes.

Hygiène publique.

Il y a une amélioration notable de l'hygiène dans un grand nombre de localités de notre département, où ses préceptes étaient négligés autrefois et où leur inobservance donnait lieu à des résultats fâcheux pour la santé des populations.

Cependant, nous signalerons encore quelques abus qui subsistent, malgré les réclamations incessantes des médecins cantonnaux.

Ainsi, à Lugny, les bouchers, au nombre de trois, continuent de déposer et d'enfouir dans le fumier les débris des animaux qu'ils abattent, et les exhalaisons putrides qui s'en échappent ont pu exercer quelque influence sur la fièvre typhoïde qui a régné, en 1849, dans cette commune, et dont nous avons parlé à l'article *Epidémies*. Tous les Comptes-Rendus des années précédentes ont dénoncé ce fait grave, et cependant il se perpétue, malgré les réclamations incessantes du docteur Michel auprès de l'autorité du lieu.

Dans le canton de Cluny, l'hygiène est déplorable dans un assez grand nombre de communes rurales ; elle est en progrès à Cluny, où cependant on signale l'existence de serves remplies d'eaux croupissantes, dont le voisinage de l'hôpital peut être une des causes des fièvres intermittentes qu'on y observe fréquemment toutes les années.

Dans le canton de Marcigny, les communes sont favorablement situées, sous le rapport de la salubrité publique. Cependant, Marcigny (chef-lieu) renferme, au centre de la ville, un bas quartier, ruelle étroite, servant de dépôt et de réservoir aux matières fécales de chaque logement situé sur cette voie. De là un foyer de putridité permanente pour tout le voisinage. M. Allier conseille de faire laver ce couloir infect par une portion déterminée du ruisseau qui traverse la ville et se jette ensuite dans la Loire. Cette dérivation du cours d'eau principal diminuerait d'autant les chances d'inondation dont un exemple a eu lieu le 24 juillet 1848. L'administration locale a jusqu'ici reculé devant les frais de cette amélioration.

Dans toutes les communes existent, adossés aux bâtiments, des fumiers et des mares d'eaux, dont les émanations sont une cause continuelle de maladies que l'air pur de la campagne ne parvient pas toujours à contre-balancer.

Les bâtiments d'école sont partout trop étroits, surtout pendant l'hiver, pour les élèves qui les fréquentent.

M. Arnault, du canton de Gueugnon, parmi les infractions aux lois de l'hygiène qu'il révèle, élève ses plaintes contre : 1.º une tannerie située au centre de Gueugnon, depuis plusieurs années ; 2.º contre la présence, dans les eaux de l'Arroux, de cadavres d'animaux putréfiés qu'y jettent les villages en amont.

Dans le canton de Genelard, l'hygiène fait peu de progrès. Les logements sont étroits, mal aérés par une porte, unique ouverture au midi, recevant, avec l'air et la lumière, les émanations des immondices ou des eaux croupissantes.

Dans celui de Saint-Christophe, les mares d'eaux stagnantes sont aussi nombreuses que par le passé ; les fumiers contre les murs des habitations envoient leurs exhalaisons dans les chaumières. M. Bouchacourt conseille, pour venir en aide aux maires dont l'influence est trop faible, d'employer les médecins cantonnaux, assistés par les agents-voyers, les gardes champêtres, les gendarmes et les agents des ponts et chaussées.

M. Cosseret signale, dans la ville de Digoin, les causes d'insalubrité suivantes : 1.º chaque boucher tue chez lui et dépose dans sa cour les immondices et les détritus ; 2.º de nombreuses étables servent dans la ville à élever des animaux ; 3.º à l'ouest de la ville, par suite de l'inondation de la Loire, une forte dépression de la grève retient, à chaque baisse du fleuve, une mare d'eaux croupissantes ; 4.º au nord-est, existe un marais dont les eaux stagnantes produisent endémiquement des fièvres intermittentes ; sa contiguïté avec une butte sablonneuse permettrait facilement de l'assainir ; 5.º un dépôt, à la porte ouest de l'église, de bières apportées de la campagne pour l'inhumation. M. Cosseret propose l'établissement d'une salle mortuaire.

La prison de Digoin est trop petite pour son personnel et mal aérée ; les latrines sont dans la salle même, dont elles vicient l'air. La salle des femmes n'est guère mieux construite.

Dans le canton de Joncy, l'hygiène fait peu de progrès, par l'incurie des administrations municipales.

Les causes d'insalubrité observées par M. Stompff dans le canton de Chauffailles n'y sont pas générales, mais sont privées. Ce sont les suivantes : 1.º maisons trop étroites pour le nombre des habitants ; 2.º travaux de tissage du coton dans des caves humides, de là causes de rhumatismes chez les deux sexes et de maladies des organes génitaux chez les femmes ; 3.º malpropreté des vêtements et nourriture peu saine ; 4.º eaux malsaines pour boissons, recueillies dans des creux plutôt que dans des sources.

Les craintes inspirées par le voisinage du choléra asiatique, à l'ouest et au nord-est de l'arrondissement d'Autun, ont beaucoup amélioré l'hygiène publique de cette ville : 12,000 francs ont été votés par le conseil municipal, pour être employés à diverses améliorations de salubrité générale, qui ont produit un excellent résultat pour l'assainissement de certains quartiers. Néanmoins, malgré ces modifications salutaires, il existe encore des conditions vicieuses d'hygiène publique. C'est ainsi que M. Carion a remarqué à Autun, surtout à Marchaux et dans les faubourgs d'Arroux, St.-Jean et St.-André, des logements qui n'offrent pas les dispositions suffisantes pour la salubrité. Il voudrait, avec raison, que les logements destinés à la classe malheureuse fussent soumis à une certaine inspection sanitaire, et qu'on pût interdire la location de ceux dont l'habitation est une cause certaine et continuelle de maladies pour les locataires. Le vœu honorable de M. Carion vient d'être réalisé par l'Assemblée législative.

M. le docteur Roizot demande de nouveau que l'on dessèche l'étang de St.-Forgeot, pour prévenir les fièvres intermittentes, alimentées et rendues endémiques par les miasmes qui s'élèvent en été et même en automne de ses eaux devenues alors marécageuses.

A Issy-l'Evêque, M. Coqueugniot fait observer que, dans un certain endroit de son cours à travers le bourg, la petite rivière de la Somme est tellement resserrée par des plantations d'osier, que, au lieu d'avoir une largeur nécessaire de 3 ou 4 mètres, elle n'a plus, dans cette partie de son trajet, qu'un demi-mètre. Il en résulte une espèce de barrage qui, lors des grandes eaux, donne lieu au débordement de la rivière dans la campagne, en amont de ce bourg, et convertit le sol en marais, foyer d'infection paludéenne et source de fièvres intermittentes.

Les cimetières, à Couches, Cheilly et St.-Sernin-du-Plain, offrent de mauvaises dispositions pour la salubrité publique, surtout celui de Couches, qui se trouve situé au milieu d'un pâté de maisons en contre-bas du terrain de ce cimetière. M. Bertrand demande donc, en invoquant les dispositions législatives sur ce point, l'interdiction des inhumations dans cet enclos. Une pétition a été, grâce à la persévérance de notre zélé collègue, rédigée par les notables de l'endroit et adressée à M. le Ministre de l'intérieur.

A Saint-Agnan, le cimetière domine les habitations voisines, et laisse suinter par ses murs un liquide infect, provenant de la décomposition des cadavres.

Visite des Ecoles.

Voici les observations en petit nombre que nous trouvons consignées dans les Rapports trimestriels, sur les dispositions vicieuses de quelques bâtiments destinés à servir d'écoles, et qui présentent des conditions d'insalubrité qu'il est urgent de faire disparaître, dans l'intérêt de la santé d'une nouvelle génération.

Dans le canton de Marcigny, toutes les écoles sont trop resserrées pour le nombre d'élèves qui y sont reçus, en hiver surtout.

Dans celui de Saint-Christophe-en-Brionnais, les écoles sont mal aérées et insuffisantes pour contenir les élèves. Celle de Briant est humide et malsaine; celles de Saint-Julien-de-Cray et de Jonzy sont trop peu spacieuses; celle de Vauban seule est convenable pour l'aération et l'étendue.

L'école de Montceaux-l'Étoile est insalubre et presque déserte.

L'école de Saint-Pantaléon, dont nous avons déjà parlé dans

nos précédents Rapports, offre toujours les mêmes vices hygié-
niques, relativement à l'étendue et à la clarté.

L'école des Frères, située dans la partie basse de la ville
d'Autun, ne réunit pas non plus les conditions désirables de
salubrité. Les enfants, placés dans une classe au second étage,
sont immédiatement sous les tuiles et plongés, pendant les
chaleurs de l'été, comme dans une espèce de serre chaude,
dont la température est encore augmentée par l'encombrement
des élèves sous ce couvert. Cette disposition fâcheuse pourrait
être corrigée par des fenêtres bien ménagées et qui rafraîchi-
raient l'air de cette pièce, percée d'une seule ouverture donnant
sur une petite cour où stagne une eau sale, infecte et sans
écoulement.

M. Roizot signale aussi l'école de Curgy, sous le rapport des
mauvaises conditions d'hygiène.

Dans le canton de Montret, la propreté des enfants laisse
encore beaucoup à désirer; les instituteurs ne recommandent
pas assez le soin de la chevelure.

A Louhans, l'insalubrité de l'École Mutuelle, où déjà plusieurs directeurs ont succombé dans l'espace de peu d'années,
à la phthisie pulmonaire, a été constatée, et il a été reconnu
que l'air vicié ne s'y renouvelait pas facilement, par le défaut
de ventilateurs et de conduits aspirateurs des miasmes concen-
trés dans le local, et qu'il était nécessaire de donner à cet
établissement de meilleures conditions de salubrité.

Dans le même arrondissement, la salle d'école de Savigny-
sur-Seille se trouve placée sur une cave remplie d'eau, et les
enfants n'en sont séparés que par un plancher mal joint.

Police médicale.

Une des causes de la mortalité qui frappe les populations est
leur crédulité aux promesses trompeuses des charlatans, qui
leur vendent, à des prix élevés, des substances souvent incendiaires dans leurs effets, dont l'action est de développer encore
plus rapidement les symptômes du mal dont on leur assure
avec impudence la guérison radicale.

Il faut lutter contre cette lèpre redoutable. Il faut que les
médecins, dans l'intérêt de l'art et de l'humanité tout à la fois,
dénoncent chaque jour les abus de ce genre aux autorités
locales, qui apportent trop souvent une négligence déplorable
à leur répression, et les couvrent quelquefois de leur protection.

Ainsi, M. Derymon se plaint que la police médicale s'est
singulièrement relâchée à Joncy, où, depuis deux ans, les
rebouteurs exercent leur industrie avec plus d'audace que
jamais. A Saint-Boil (canton de Buxy), un marchand vend

chaque jour, à une foule de malades, des drogues dont ils reviennent chargés, le plus souvent, avec la bourse vide. A Saint–Gengoux–le–National, un nommé Blondeau donne des consultations à heure fixe, vend des remèdes de toute espèce, et est appelé tous les jours, dans un rayon de trois à quatre lieues, pour réduire des fractures qu'il ne réduit presque jamais, pour peu que l'opération présente des difficultés, et M. Derymon connaît, pour son compte, plusieurs victimes qui ont été estro-piées par ce misérable jongleur. Les autorités de St.–Gengoux n'ont jamais eu le courage d'empêcher cet homme d'exercer son affreux métier.

Dans le canton de Marcigny, plus que jamais les charlatans lèvent la tête et exercent publiquement. La femme Dumolin, à Baugy, jouit, entre autres, d'une grande réputation pour remettre la matrice et le crochet de l'estomac.

Dans le canton de Palinges, la femme Beugnon continue de pratiquer illégalement la médecine ; elle consulte les urines et donne des ordonnances non signées, que les pharmaciens de Charolles et de Paray exécutent complaisamment. Un de ses anciens malades avouait au médecin cantonnal que, depuis qu'elle habite la commune de Palinges, elle avait déjà reçu de lui plus de 800 francs.

Dans le canton de Saint–Christophe–en–Brionnais, il y a toujours autant de rebouteurs et de vendeurs de consultations et de remèdes que par le passé. La législation est insuffisante ou mal exécutée. On retrouve presque dans chaque village un de ces industriels : 1.º sorcière à Palinges ; 2.º sorcier à Saint-Laurent–en–Brionnais, qui va régulièrement le vendredi à Chauffailles donner audience à sa clientèle ; 3.º sorcier médi-castre à Coutouvre (Loire), qui délivre plus de consultations que le médecin le plus justement famé, et qui, appelé à Briant pour visiter un malade atteint de névralgie sciatique, a donné, pendant son séjour dans cette commune, des consultations à plus de 50 malades ; 4.º sage-femme médicastre à Fleury–la–Montagne. De plus, on compte beaucoup de communautés religieuses tenant officine ouverte et vendant des médicaments.

A Marcigny, mêmes abus, même absence de répression.

Dans l'arrondissement de Louhans, plusieurs guérisseurs ou rebouteurs pratiquent illégalement la médecine dans la plus parfaite sécurité.

Les Sœurs de la commune de Saint–Germain–du–Plain continuent à vendre des remèdes.

Les charlatans nomades, qui, pendant plusieurs années, avaient cessé de circuler dans les communes rurales du canton de Matour, reparaissent fréquemment et sont tolérés par tous les maires.

A Autun, les médicastres ambulants s'installent sur les places publiques, et, sans la surveillance de nos honorables confrères qui avertissent l'autorité, exploiteraient largement la bourse des badauds qui se laissent prendre à leurs belles paroles.

A Sampigny, d'après M. Bertrand, une sage-femme saigne, vaccine, pratique ostensiblement la médecine et dénigre le médecin, en affirmant aux parents qu'il ne procure aux enfants que du mauvais vaccin. C'est au point qu'il ne s'est présenté aucun enfant pour être vacciné dans les communes de Sampigny et de Decize; à Cheilly, il ne s'en est présenté que la moitié, toujours par la même cause.

Ces faits trop nombreux, et dont on pourrait multiplier les citations, sollicitent de plus en plus la nécessité d'une nouvelle organisation médicale et d'une révision de la législation, impuissante à réprimer le charlatanisme. Qu'est-ce, en effet, dit M. Valat, qu'une pénalité qui se réduit à une amende de cinq francs au maximum, et qui le plus souvent ne s'élève qu'à deux francs, pour l'exercice illégal de la médecine, tout comme pour le moindre délit forestier? Nous ajouterons : Qu'est-ce qu'une condamnation qui se borne au paiement d'une somme aussi minime, en présence des gains énormes que réalisent les médicastres mâles ou femelles, au détriment du praticien instruit, laborieux et honnête, condamné souvent à végéter et à ne pouvoir subvenir à l'entretien de sa famille?

Il est temps que le gouvernement se préoccupe sérieusement de cette réforme médicale si long-temps promise et si long-temps attendue.

RAPPORT

AU COMITÉ DE SALUBRITÉ PUBLIQUE,

SUR LES TRAVAUX DES MÉDECINS CANTONNAUX
PENDANT L'ANNÉE 1850.

MESSIEURS,

Je me vois obligé de formuler les mêmes plaintes sur le peu de soin qu'apportent beaucoup de médecins cantonnaux dans la rédaction de leurs rapports, vides souvent de faits et d'observations, et où l'on se contente d'énumérer le nombre des malades visités à domicile, en passant sous silence tout ce qui se rattache aux épidémies, aux maladies dominantes, à l'hygiène publique, à la police médicale. Cependant une circulaire rédigée par les soins de l'autorité supérieure, et adressée à tous nos confrères, a dû leur parvenir et les inviter à rendre désormais leur travail plus complet et à combler ces lacunes.

On s'étonnera sans doute de ne point voir figurer dans nos deux rapports de 1849 et 1850, les travaux des médecins cantonnaux de l'arrondissement de Chalon−sur−Saône. Mais nous avons attendu vainement, malgré les lettres réitérées pour hâter cet envoi, le résumé que le comité local devait rédiger et nous expédier ; et comme les rapports trimestriels sont restés entre ses mains, il nous a été impossible de remplir nous−même cette partie du tableau général.

Visites des malades et Consultations.

Le nombre des malades visités à domicile en 1850, dans les quatre arrondissements dont les rapports nous ont été soumis, s'élève au chiffre de 1,726, parmi lesquels nous avons relevé 91 décès.

La santé publique a été, en général, fort satisfaisante, et plusieurs médecins cantonnaux affirment que, depuis un exercice de vingt ans, ils ont rarement vu un aussi petit nombre de malades, surtout parmi les indigents.

Le chiffre des consultations a dû suivre cette progression ; aussi ne présente−t−il qu'un total de 3,021. Il est vrai que quelques−uns de nos collègues ont négligé de les faire entrer en ligne de compte, dans leur travail trimestriel.

Vaccinations.

Les vaccinations ont atteint , en 1850, le chiffre de 10,654.

Cette opération a éprouvé quelques irrégularités dans la transmission du vaccin et dans la marche de l'éruption.

Ainsi, à Marcigny, son développement a été normal, et , néanmoins, le résultat définitif a été moins heureux que les autres années. Il y a fallu vacciner souvent deux , trois et même quatre fois , avant d'arriver à la réussite.

A Paray, la vaccination a obtenu peu de succès pendant les deux premiers trimestres, et surtout pendant les fortes chaleurs de juin et de juillet. M. Arnault se plaint que les préjugés contre la vaccine renaissent plus vivaces que jamais, d'abord pour s'y soumettre, puis pour céder le virus des boutons qui ont réussi, de crainte, disent les parents, de perdre les fruits de l'inoculation, ou de rendre les enfants malades dans le présent ou dans l'avenir.

A St.-Christophe, M. Bouchacourt a remarqué une grande rapidité dans le développement des phénomènes éruptifs, de telle sorte que, après le neuvième jour, on ne pouvait plus recueillir de vaccin. L'insouciance des campagnes, dit notre confrère, pour soumettre les enfants aux bienfaits de la vaccine, se propage et s'accroît de jour en jour.

A Montceaux-l'Etoile, le virus vaccinal n'a pas réussi, quoique employé à plusieurs reprises et avec les précautions ordinaires.

A Bourbon-Lancy, la vaccination a échoué entièrement, et M. Merle l'attribue à la nature vicieuse du fluide.

Epidémies.

Les épidémies ont été , d'après l'observation unanime des médecins cantonnaux, fort rares dans notre département pendant le cours de l'année 1850, et nous sommes heureux d'annoncer qu'aucun de ces fléaux redoutables qui déciment l'humanité n'a éclaté d'une matière désastreuse au milieu de nos populations.

Fièvre typhoïde. Cette maladie a été constatée , à la fin de décembre et au commencement de janvier, dans l'arrondissement de Cluny, où elle s'est manifestée sous la forme épidémique et a frappé 18 personnes. Cette affection a revêtu, en peu de jours , les phénomènes les plus prononcés de l'adynamie. L'ataxie s'est bien montrée chez presque tous les malades, mais elle n'a pas prédominé. Elle a sévi principalement chez les jeunes gens de l'âge de 15 à 22 ans , et a causé six décès.

Cette épidémie a eu quelque chose de contagieux. Une ferme importante de la banlieue de Cluny a compté jusqu'à six malades, frères et sœurs : un des frères, jeune homme d'une constitution athlétique, y a succombé. La quinine a été l'agent thérapeutique qui a rendu en cette circonstance le plus de services à M. Simyan, qui y a associé les purgatifs et les révulsifs cutanés. Cette affection a présenté un phénomène particulier, celui de ne s'être déclarée que dans les communes situées à l'ouest de la banlieue de Cluny et d'avoir épargné la ville.

Maladies éruptives.

Rougeole. Elle a été observée dans le canton de Marcigny, en avril et au commencement de mai. Son développement a été normal et sa forme bénigne, selon M. Allier ; et selon M. Bassot, médecin résidant dans la même commune, elle a offert beaucoup de gravité et s'est compliquée de bronchite et quelquefois de pneumonie ; d'autres fois elle a produit, chez les enfants, des ophtalmies et l'engorgement des glandes sous-maxillaires. Cet exanthème a sévi sur presque tous les enfants et sur plusieurs adultes ; cependant on n'a eu à déplorer aucun décès parmi ces derniers, et le très-petit nombre d'enfants qui y ont succombé appartenait à la classe indigente, où le manque de soins et de précautions a été la cause déterminante de cette fâcheuse issue.

Elle a régné à Oyé, vers la fin du premier trimestre et dans le cours du deuxième ; elle a été généralement bénigne, quoique cependant on ait compté deux ou trois morts ;

A Digoin, pendant les premier, deuxième et troisième trimestres, mais sans s'aggraver ;

A Semur, où elle a long-temps persisté, sans être meurtrière,

Dans le canton de Montceaux–l'Etoile, à Anzy et à Vindecy, pendant les premier et deuxième trimestres, mais sans caractère fâcheux ;

A Bourbon–Lancy.

Dans l'arrondissement d'Autun, elle a éclaté pendant le troisième trimestre, en affectant une marche régulière et des formes bénignes. Dans quelques cas, elle s'est compliquée de pneumonie, par défaut de précautions. Sur plus de 60 rubéoles que M. Carion a vus ou suivis, pas un seul n'a succombé.

Mêmes observations faites par MM. Roizot et Coqueugniot, durant les deuxième et troisième trimestres de 1850 et par M. Dureüil, qui a remarqué que la rougeole épidémique a atteint quelques adultes, qu'elle s'accompagnait ordinairement d'angine, et qu'elle a été suivie, dans quelques circonstances, d'ophtalmies rebelles.

A Cussy, d'après M. Segaud, beaucoup d'enfants ont succombé à la rougeole, pendant le cours ou à la suite de l'épidémie.

Variole. Elle a envahi, pendant le 1.er trimestre, plusieurs communes de l'arrondissement de Louhans, surtout Huilly, Jouvençon et Simandre. Chose remarquable, elle n'a atteint presque que des personnes de 40 à 55 ans. Elle n'a, du reste, causé que très-peu de décès, et encore par suite d'imprudence et défaut de soins ; car les médecins sont rarement appelés dans ces cas-là.

M. Palanchon l'a également constatée dans le canton de Cuisery, pendant les 2.e et 3.e trimestres, à Jouvençon, La Genette, Rancy et Brienne. Elle s'est montrée plus souvent chez des personnes adultes vaccinées et en portant les traces évidentes, que chez les enfants non vaccinés.

Maladies thoraciques. En janvier et mars, M. Symian, de Cluny, a observé un certain nombre d'affections aiguës de poitrine, de pleuropneumonies surtout, mais qui n'ont offert aucune gravité.

Dans l'arrondissement de Charolles, la pneumonie s'est fréquemment montrée pendant les deux premiers trimestres. La forme pleurétique a été grave et souvent mortelle. Les pleurésies ont dominé au quatrième.

Les bronchites capillaires et les pneumonies se sont fréquemment offertes dans la pratique de M. Merle, à Bourbon-Lancy, pendant le printemps.

Dans l'arrondissement d'Autun, les pneumonies, pleurésies et bronchites ont prédominé, durant le premier trimestre de 1850. M. Carion, dans son premier rapport, cite deux cas de morts par la pneumonie.

D'après M. Roizot, les pneumonies ont présenté plus de gravité cette année que les précédentes, surtout dans le courant de mars. Sur 19 malades atteints de cette maladie, il en a perdu 7.

Selon M. Dorel, les affections catarrhales et les pneumonies, qui ont été peu fréquentes en janvier et février 1850, ont sévi avec assez d'intensité en mars, surtout dans la commune de la Grande-Verrière, où elles ont fait quelques victimes. Dans quelques cas, la pneumonie s'est compliquée de symptômes typhoïdes qui ajoutaient encore à sa gravité. Cette remarque, dit M. Valot dans son résumé, est très-judicieuse et conforme à l'observation. Il est, en effet, des cas où la pneumonie est combattue très-avantageusement par les émissions sanguines générales et locales, par les dérivatifs et les révulsifs, par les émollients, les calmants et la diététique ; et néanmoins, ces malades succombent avec des symptômes typhoïdes. On dirait qu'il y a résolution ou anéantissement des forces vitales. Ces faits malheureux s'observent surtout chez les ouvriers des campagnes, mal nourris et dont la constitution physique est épuisée par la vie excessivement rude qu'ils mènent.

Cependant, d'après les observations de M. Dorel, le traitement de la pneumonie par les antiphlogistiques et les révulsifs a généralement réussi.

MM. Segaud et Coqueugniot rapportent aussi plusieurs cas de mort par suite de pneumonie aiguë. M. Segaud, qui a reconnu le caractère et la complication typhoïde, pense qu'il ne peut attribuer cette cause de pneumonie mortelle qu'au logement que ces malades occupaient et qui était des plus insalubres.

M. Caucal, de Louhans, relate aussi plusieurs observations de pneumonies escortées de symptômes typhoïdes.

Affections gastro-intestinales. D'après M. Simyan, de Cluny, beaucoup d'enfants en bas âge ont été atteints, au mois de septembre, d'entéro-colites dysentériques, caractérisées par une diarrhée séro-sanguinolente et des ténesmes.

M. Arnault, de Gueugnon, a observé un assez grand nombre de gastro-entérites, pendant les six derniers mois de l'année.

A Digoin, au quatrième trimestre, la dysenterie et surtout la diarrhée ont été les maladies dominantes, causées par l'usage abusif des fruits et des pommes-de-terre gâtées ; mais elles n'ont fait aucune victime.

Les gastro-entérites ont envahi, au quatrième trimestre, le canton de Montceaux-l'Etoile.

M. Py, de Cuisery, a eu à traiter dans le cours du troisième trimestre, des diarrhées et des dysenteries assez nombreuses.

Fièvres intermittentes, fièvres typhoïdes et fièvres bilieuses.

Fièvres intermittentes. Elles ont été observées, pendant le deuxième trimestre, dans l'arrondissement de Cluny, sous le type quotidien et sous le type quarte ; sous cette dernière forme, elles ont été très-rebelles. Dans le troisième, elles ont reparu sous les types quarte et surtout tierce, avec fréquentes récidives ; dans le quatrième surtout, avec accès quotidien.

Dans l'arrondissement de Charolles et dans le canton de Gueugnon, elles ont fait apparition pendant les deux derniers trimestres. Elles ont régné presque toute l'année à St.-Christophe, mais avec moins de gravité que les années précédentes ;

A Joncy, pendant tout le troisième trimestre, avec le caractère bilieux, mais sans gravité ;

Dans le canton de Montceaux-l'Etoile ;

Dans l'arrondissement de Charolles , avec le type quarte , durant le premier trimestre. Les fièvres intermittentes ont été observées en grand nombre par M. Carion , pendant le mois de septembre.

M. Dureuil, de Montcenis, fait remarquer que les maladies qui prédominent chaque année dans son canton sont les fièvres intermittentes , éclatant surtout dans la partie basse de sa circonscription , où se trouvent situés quelques étangs et des eaux marécageuses.

A Cussy en Morvan , beaucoup de fièvres intermittentes se sont montrées avec le caractère tierce , et ont disparu après la première médication. Deux seulement , dont le type était quarte , ont récidivé ; ce que M. Segaud attribue au voisinage de la rivière , dans lequel se trouve l'habitation des personnes atteintes.

Elles ont également régné dans l'arrondissement de Louhans, pendant le quatrième trimestre ; dans le canton de Montret , pendant les six derniers mois de l'année.

En général , les fièvres intermittentes ont été moins nombreuses en 1850 que dans les années qui l'ont précédé, et surtout moins meurtrières. On doit l'attribuer sans doute à ce que l'été n'a été ni très-chaud ni très-sec , et n'a point présenté de brusques variations atmosphériques.

Fièvres typhoïdes. Elles ont régné :

A Cluny et aux environs, où M. Simyan en a observé 6 cas, dont 4 de moyenne intensité et 2 suivis de mort ;

Dans le canton de Tramayes , au troisième trimestre, et dans l'arrondissement de Charolles ;

A St.-Christophe-en-Brionnais , où M. Bouchacourt en a , entre autres cas, observé, dans le même local, cinq , dont trois compliqués de pneumonie latente. A cent mètres de distance de cette habitation , cette même maladie a envahi un logement beaucoup plus propre et mieux tenu, où , sur trois adolescents de 12 à 19 ans , un a succombé à la complication pneumonique. M. Bouchacourt pense que cette fièvre redoutable , qui s'est manifestée dans le cours des premier et deuxième trimestres , est due à l'insalubrité des logements qu'occupaient ces familles.

A Digoin , où M. Cosseret a vu succomber le tiers des malades ;

A Oyé , pendant les six derniers mois , mais sans caractère fâcheux ;

A Joncy, où elle a sévi pendant les mois d'août et septembre, et fait quelques victimes ; sa forme la plus fréquente a été ataxo-adynamique, et a eu pour causes le travail excessif et l'insuffisance de nourriture ;

Dans l'arrondissement d'Autun , où elles ont été peu communes ; néanmoins, durant le premier trimestre, **M.** Carion en a observé dix exemples , six à Autun , deux à Tavernay et deux à St.-Pantaléon. Sauf les cas de Tavernay, qui existaient chez deux femmes de 50 ans , tous les autres ont été recueillis sur des enfants. Un seul malade, enfant de 8 mois, a été victime.

M. Couhard , de Lucenay-l'Evêque, a observé aussi des cas de fièvres typhoïdes ; mais elles ont été rares et bénignes.

M. Charleux , dans le canton de Couches , a traité un assez grand nombre de fièvres typhoïdes, surtout dans les communes de l'Hôpital et de Sampigny, et il croit en avoir reconnu la cause dans les émanations végétales et animales apportées par le vent du nord sur ces villages que séparent des collines dirigées vers ce côté de l'horizon.

Fièvres bilieuses. Elles ont été observées dans l'arrondissement d'Autun , pendant le troisième trimestre , comme cela arrive tous les ans , à la même époque ; elles ont été bénignes et de courte durée ;

A Montceaux–l'Etoile , dans la même saison.

Dans un grand nombre de localités , elles ont compliqué les fièvres intermittentes , les pneumonies, les gastro-entérites.

Affections diverses.

Rhumatismes. Ils se sont montrés assez fréquemment , en janvier et février, dans l'arrondissement de Cluny ; à St.–Christophe–en–Brionnais , dans le quatrième trimestre.

Affections cérébrales. **M.** Georges, de Montceaux–l'Etoile, a recueilli , pendant le quatrième trimestre, un assez grand nombre de cas de fièvres cérébrales.

M. Py, de Cuisery, a observé des congestions cérébrales , suivies quelquefois d'apoplexie et dont 4 cas ont été mortels.

Cholérine. **M.** Stompff, de Chauffailles , décrit, sous le nom de choléra, une cholérine dont la terminaison favorable a eu lieu au bout de neuf à dix heures.

Hydrophobie. **M.** Simyan, de Cluny , cite un cas d'hydrophobie chez un enfant de 11 ans, se déclarant après 60 jours d'incubation et se terminant par la mort, le 20.e jour après l'apparition des premiers symptômes. Il voudrait avec raison que l'autorité supérieure interdît sévèrement ces prétendus spécifiques contre la rage, qui, en inspirant une trompeuse sécurité, font négliger les moyens reconnus efficaces par l'expérience médicale.

3

M. Bouchard a également rapporté un exemple d'hydrophobie chez un enfant de 13 à 14 ans, de la commune de Charnay–lès–Mâcon, se développant 13 mois après l'introduction du virus par la morsure d'un chien enragé. Ce malheureux succomba le 5.e jour de l'invasion de la maladie.

Hygiène publique.

L'hygiène, quoique en progrès d'amélioration générale, laisse cependant encore beaucoup à désirer, et les conseils éclairés des médecins cantonaux sont souvent impuissants à réprimer et à faire disparaître des abus et des préjugés dont ils nous signalent à chaque instant les conséquences fâcheuses et dont ils poursuivent l'extinction avec zèle et persévérance.

Ainsi, M. Simyan constate des accidents nombreux causés par l'usage d'armes à feu tenues en mauvais état et mal chargées, et il cite, à ce sujet, 5 cas de plaies graves, parmi lesquelles deux nécessitèrent l'amputation de plusieurs doigts, et un, celui de la cuisse, par suite de sphacèle de la jambe gauche.

M. Delanne se plaint que les rues de Romenay servent d'abattoir aux bouchers, qui souvent étalent à travers la voie publique le bétail qu'ils viennent d'égorger, sous les murs même de l'église et pendant les offices.

M. Allier, de Marcigny, élève les mêmes plaintes qu'en 1849, contre le défaut d'aération des bâtiments et la présence des mares et fumiers adossés contre les maisons. Il propose d'établir dans chaque canton un comité consultatif d'hygiène sous la présidence d'un des maires, lequel comité serait investi du pouvoir de réaliser les améliorations que le médecin réclame en vain.

Dans le canton de Palinges, les habitations manquent d'air et d'espace ; les mares d'eaux stagnantes et les fumiers touchent les maisons. Il propose de faire combler ces mares aux frais des propriétaires.

Dans le canton de Bourbon–Lancy, l'hygiène, selon M. Merle, est déplorable. Les logements sont étroits et mal aérés ; l'infraction aux règles de la propreté a lieu, même chez les habitants aisés.

A Chauffailles, les rues et les places sont encombrées d'immondices jetées par les habitants, et qui, en y séjournant, se décomposent au préjudice de la santé publique.

M. Carion reproduit encore cette année les plaintes légitimes qu'il a élevées, dans tous ses rapports, contre l'existence d'un four à chaux dont les vapeurs suffocantes se répandent jour et nuit sur la ville d'Autun, et rendent cet établissement insalubre et incommode.

M. Roizot revient, dans ses rapports de 1850, sur cet étang établi à gauche de la route d'Autun à St.-Forgeot, et dont la présence a été la source de fièvres intermittentes qui ont décimé la population de St.-Forgeot et déterminé plusieurs cas de fièvre pernicieuse, suivis de mort. Peu d'individus ont échappé à la fièvre, et on a compté quelquefois jusqu'à 2, 4 et même 7 fiévreux dans chaque maison.

M. Dureuil, de Montcenis, signale aussi un certain nombre de maladies produites, dans son canton, par le voisinage de fumiers des habitations et de mares d'eaux croupissantes, foyers d'où s'exhalent sans cesse des matières animales et végétales qui s'y putréfient, des miasmes délétères, sources d'affections quelquefois fort dangereuses.

Dans le canton de Montceaux-l'Etoile, l'hygiène publique s'améliore, ainsi que dans celui de Joncy où elle progresse d'une manière sensible, grâce aux chemins de communication qui s'ouvrent et amènent des rapports plus fréquents entre les populations. Les mares d'eaux où croupissent des amas de fumier et des détritus de végétaux ont été comblées. Cependant les hameaux des Ances et de Collonge sont en arrière sous ce rapport.

Visite des écoles.

Les écoles de notre département sont généralement bien tenues, mais un grand nombre d'entr'elles pèche par le manque d'espace, surtout en hiver où elles sont fréquentées par un plus grand nombre d'élèves, et sont privées d'aération suffisante.

L'école de Ste.-Cécile a subi quelques réparations urgentes; une pièce annexe a été construite, mais il lui faudrait un plafond et une fenêtre de plus au nord-ouest.

Celle de Donzy-le-Pertuis est humide, son carrelage étant en contre-bas du sol sur lequel elle est bâtie; un parquet y serait nécessaire.

Les écoles de Marcigny et des communes environnantes offrent toujours les mêmes dispositions vicieuses, étroitesse du local par rapport au nombre d'élèves, et défaut d'aération convenable. Les mêmes observations s'appliquent aux écoles de Gueugnon et d'Uxeau.

L'école de Varennes-l'Arconce laisse beaucoup à désirer sous le rapport de la propreté.

Les écoles de St.-Julien et Jonzy réunies, celle de Ligny, sont trop peu spacieuses. Les enfants qui y sont instruits se distinguent souvent par une malpropreté repoussante; mal peignés, la figure et les mains terreuses, les pieds nuds et littéralement recouverts d'une couche de fumier. Pour détruire ces abus, l'administration supérieure devrait, par le moyen des inspecteurs, exiger le placement d'une vaste cuvette à robinet dans toutes les écoles communales. Ce moyen d'ablution à la porte de l'école enlèverait tout prétexte aux élèves qui se rendraient en classe avec ces conditions de malpropreté qui nous sont signalées par M. Bouchacourt.

Les écoles de St.-Clément-sur-Guye et de St.-Marcellin sont trop étroites pour réunir les deux sexes, surtout pendant la saison d'hiver ; elles manquent de ventilateurs.

L'école de Montceaux-l'Etoile est fort mal tenue.

Enfin, presque toutes les écoles du canton de Cuisery, et notamment celles d'Huilly, de Loisy et de Simandre ; celles de l'arrondissement d'Autun, du canton de Montcenis, de l'arrondissement, manquent d'air et d'espace.

Police médicale.

Des nuées de charlatans, dentistes sans diplôme et marchands d'orviétan en calèche, s'abattent sur Cluny, les jours de foire et de marché, et exercent en plein vent, grâce à l'inertie de la police locale.

Dans le canton de Marcigny, sorciers, rebouteurs et médicastres continuent d'exploiter la crédulité et la bourse des dupes qui en sont souvent les victimes. Ainsi, à Fleury-la-Montagne, le nommé Fayard raccommode les membres non fracturés et oppose à toute maladie, au prix fixe de 5 francs, une décoction vineuse d'herbes fortes. Une sage-femme délivre des remèdes à tort et à travers. Dans le canton de Genelard, la femme Beugnon, dite la Sorcière du Montet, déjà signalée plusieurs fois dans nos précédents rapports, donne des consultations à domicile, consulte les urines, tient chez elle des pensionnaires, entr'autres des épileptiques auxquels elle promet une guérison impossible, à la face de l'autorité de Palinges.

Dans le canton de St.-Christophe, les religieuses vendent publiquement des remèdes et les sages-femmes saignent sans prescription de médecin.

Dans celui de Joncy, grâce à la faiblesse des autorités locales et judiciaires, la police médicale ne s'exécute pas. Le moindre épicier vend du sel de nitre et des cantharides. Parmi les rebouteurs, on nous désigne surtout un nommé Blondeau, de St.-Gengoux, et Brenot, de St.-Boil, qui tiennent cabinet de consultations.

A Montceaux-l'Etoile, les charlatans ne s'affichent plus sur les places publiques ; mais les médicastres exercent plus que jamais à domicile, même sous le titre de sorciers.

Enfin, à Chauffailles, les charlatans vendent des médicaments sur la voie publique, aux jours de foire et de marché.

M. Carion, d'Autun, se plaint que les charlatans et vendeurs de remèdes, dont la police de la ville empêchait autrefois le stationnement dans les rues et sur les places publiques, exercent aujourd'hui librement leur scandaleuse industrie ; et M. Roizot confirme, par des faits particuliers, les faits généraux énoncés par son confrère : il cite, à ce sujet, deux médicastres, l'un déguisé en Bédouin et l'autre en Grec, qui firent, un jour de marché, une abondante recette en vendant des fioles, à raison d'un franc la pièce.

A Montcenis, il passe aussi fréquemment des industriels qui, sous prétexte de vendre de l'eau de Cologne, débitent des médicaments.

A Couches, les sages-femmes continuent à exercer la médecine. M. Bertrand signale nommément la dame Potot.

P.–S. Plusieurs épidémies meurtrières ont éclaté sur quelques points de notre territoire et ont donné lieu à des rapports intéressants et remarquables, de la part de nos collaborateurs qui ont étudié la maladie sur le terrain même qu'elle avait envahi, et y ont déployé le zèle et la charité qui sont les attributs de la profession médicale. Nous avons aussi reçu communication de plusieurs mémoires sur différents points d'organisation médicale et d'hygiène publ que, et entr'autres de M. Guyton, qui nous ont vivement frappé et intéressé par l'élégance et la clarté du style et l'esprit judicieux de l'idée.

Nous nous proposons de tracer l'analyse de ces différents travaux dans un appendice à notre Rapport général, que nous publierons incessamment et qui complètera l'ensemble de notre résumé.

F. BOUCHARD.

Indépendamment des rapports qui précèdent, sur les travaux des médecins cantonnaux dans les trois dernières années, M. le docteur Bouchard a rendu compte, au conseil central d'hygiène, des travaux des conseils d'arrondissement.

Le rapporteur s'est, en particulier, étendu sur les remarquables aperçus fournis au conseil d'Autun par ses honorables président et secrétaire, MM. les docteurs Guiton et Valat. Ces aperçus traitent d'importantes questions de police médicale, et de l'organisation des médecins cantonnaux.

Le Préfet complète, par suite de ces documents, les dispositions d'hygiène et de salubrité publiques dépendant de lui, notamment pour l'amélioration du service médical gratuit et l'exécution de la loi des logements insalubres.

Il insiste près des conseils de salubrité pour la rédaction d'un manuel d'hygiène populaire. Il leur envoie une nouvelle instruction générale de M. le Ministre de l'agriculture sur leurs attributions.

Enfin, le Préfet, d'après les dispositions qu'il a obtenues du Conseil général, sera en mesure de faire fonctionner, dès le 1.er janvier, la nouvelle loi sur l'admission aux hospices des malades ou incurables des communes dépourvues d'établissements hospitaliers.

D'importantes améliorations sont également poursuivies dans le service des aliénés et des enfants trouvés.

En somme, les dotations d'assistance publique du département de Saône-et-Loire s'élèveront, sur le budget départemental de 1852, à plus de 200,000 fr., indépendamment des subventions de l'Etat.

Tout ce service d'assistance a besoin du bon concours des conseils d'hygiène et de MM. les Médecins cantonnaux. Aussi, le Préfet a-t-il saisi avec empressement cette occasion d'en appeler à leur zèle éclairé, en s'associant aux sentiments exprimés par le conseil central.

Une circulaire générale, dans l'intérêt du service de l'hygiène publique, est adressée, par la voie du n.o 19 du Recueil, à MM. les Sous-Préfets, Maires, Administrateurs des hospices et bureaux de bienfaisance, Membres des conseils d'hygiène publique et Médecins cantonnaux.

Le Préfet a l'honneur de publier ci-après la liste de MM. les Médecins cantonnaux, auxquels, sur la proposition du conseil central, il a décerné des médailles pour s'être le plus distingués par le zèle et le succès de leurs efforts dans la période des trois dernières années.

Ont obtenu :

1.o *Des médailles en or :* MM. Bouchard, de Mâcon ; Ferdinand Lataud, de Tournus ; Bouchacourt, de St.-Christophe-en-Brionnais ; Eugène Guillemaut, de Louhans ; Perrachon, de Mâcon ; Carrion, d'Autun ;

2.o *Des médailles en argent :* MM. Sigaud, de Tramayes ; Charton, de Cluny ; Allier, de Marcigny ; Roizot, d'Autun ; Jules Caucal, de Louhans ; Brenet, de Damerey ; Vermont, du Mont-St.-Vincent ;

3.o *Des mentions honorables :* MM. Simyan, de Cluny ; Couhard, de Lucenay-l'Evêque ; Cosseret, de Digoin ; Derymont, de Joncy ; Jules Py, de Cuisery ; Perrault, de Rully.

Le Préfet de Saône-et-Loire, PIERRE LEROY.

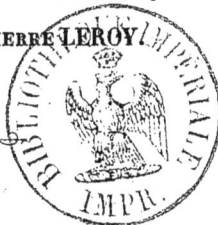

Imprimerie de Déjussieu, à Mâcon.